Dominique Saragaglia

Prothèses totales de hanche : le couple "métal-métal" en tête 28 mm

Willy Grasset
Dominique Saragaglia

Prothèses totales de hanche : le couple "métal-métal" en tête 28 mm

Résultats cliniques et radiologiques à plus de 11 ans de recul

Presses Académiques Francophones

Impressum / Mentions légales

Bibliografische Information der Deutschen Nationalbibliothek: Die Deutsche Nationalbibliothek verzeichnet diese Publikation in der Deutschen Nationalbibliografie; detaillierte bibliografische Daten sind im Internet über http://dnb.d-nb.de abrufbar.

Alle in diesem Buch genannten Marken und Produktnamen unterliegen warenzeichen-, marken- oder patentrechtlichem Schutz bzw. sind Warenzeichen oder eingetragene Warenzeichen der jeweiligen Inhaber. Die Wiedergabe von Marken, Produktnamen, Gebrauchsnamen, Handelsnamen, Warenbezeichnungen u.s.w. in diesem Werk berechtigt auch ohne besondere Kennzeichnung nicht zu der Annahme, dass solche Namen im Sinne der Warenzeichen- und Markenschutzgesetzgebung als frei zu betrachten wären und daher von jedermann benutzt werden dürften.

Information bibliographique publiée par la Deutsche Nationalbibliothek: La Deutsche Nationalbibliothek inscrit cette publication à la Deutsche Nationalbibliografie; des données bibliographiques détaillées sont disponibles sur internet à l'adresse http://dnb.d-nb.de.

Toutes marques et noms de produits mentionnés dans ce livre demeurent sous la protection des marques, des marques déposées et des brevets, et sont des marques ou des marques déposées de leurs détenteurs respectifs. L'utilisation des marques, noms de produits, noms communs, noms commerciaux, descriptions de produits, etc, même sans qu'ils soient mentionnés de façon particulière dans ce livre ne signifie en aucune façon que ces noms peuvent être utilisés sans restriction à l'égard de la législation pour la protection des marques et des marques déposées et pourraient donc être utilisés par quiconque.

Coverbild / Photo de couverture: www.ingimage.com

Verlag / Editeur:
Presses Académiques Francophones
ist ein Imprint der / est une marque déposée de
AV Akademikerverlag GmbH & Co. KG
Heinrich-Böcking-Str. 6-8, 66121 Saarbrücken, Deutschland / Allemagne
Email: info@presses-academiques.com

Herstellung: siehe letzte Seite /
Impression: voir la dernière page
ISBN: 978-3-8381-7507-2

« Il faut voyager pour frotter et limer sa cervelle contre celle d'autrui. »

Michel DE MONTAIGNE (1533-1592)

« Le hasard ne favorise que les esprits préparés. »

Louis PASTEUR (1822-1895)

SOMMAIRE

I. INTRODUCTION

De nombreuses pathologies qu'elles soient inflammatoires ou simplement dégénératives peuvent mener à la destruction articulaire de l'articulation coxo-fémorale. Lorsque le traitement médical n'est plus efficace, le traitement chirurgical par arthroplastie totale de hanche (PTH) permet de restituer une articulation fonctionnelle et non douloureuse. En l'absence de complications telles que l'infection ou la luxation, le véritable enjeu réside dans la survie prothétique, son usure, son risque de remplacement. Et cette usure est étroitement liée au couple de frottement utilisé. Initialement dominé par le couple « métal-polyéthylène » développé par Sir John Charnley et son concept de la « low-friction arthroplasty »[9], la fin du XXè siècle est marquée par l'apparition de nouveaux couples. D'une part le couple « céramique-céramique »[4] qui présente une tolérance excellente avec une usure infime [18], mais qui a l'inconvénient de sa fragilité, sa possible fracture [25][30] et de la survenue éventuelle de bruit, de grincement, le « squeaking »[12]. De l'autre, le couple « métal-métal », développé par McKee et Watson Farrar[42] puis abandonné initialement[1] à cause de ses problèmes de grippage, de descellement lié à une trop grande rigidité, mais réhabilité sous l'impulsion de Weber[56]. Il présente une solidité supérieure à celle de la céramique bien que son usure, 60 à 100 fois inférieure au couple métal-polyéthylène[47] mais plus importante que celui de la céramique, soit à l'origine de libération de particules de chrome-cobalt dans le sang[32], sans risque néoplasique ou tératogène jamais démontré.

L'objectif de ce travail a donc été d'évaluer les résultats cliniques et radiologiques à plus de 10 ans de recul des arthroplasties totales de hanches réalisées avec un couple de frottement de type « métal-métal » et « tête » de petit diamètre ; avec un implant combinant les avantages mécanique d'amortissement du polyéthylène et la solidité du métal, par une conception en « sandwich » de celui-ci.

II. MATERIEL ET METHODES

Type d'étude

Il s'agissait d'une étude rétrospective, mono-centrique, mono-opérateur, menée sur des patients opérés entre novembre 1999 et octobre 2002. Ont été inclus, de manière continue, tous les patients âgés de moins de 65 ans (76) ainsi que ceux âgés de plus de 65 ans avec un score de Devane[17] égal à 5 (8), opérés pour mise en place d'une PTH de première intention.

La série

84 patients (93 PTH) 28 femmes et 56 hommes âgés en moyenne de 52.84 +/-10.64 ans (17 à 77), opérés pour 35 d'entre eux à droite, 40 à gauche et 9 bilatéralement, avaient un indice de masse corporelle en moyenne de 26.45 +/- 4.12 (17.04 à 36.33). Selon Charnley[10], 74 hanches étaient classées dans la catégorie A, 15 dans la B et 4 dans la C. Il s'agissait dans 61 cas d'une coxarthrose primitive (54 coxarthroses centrées, 5 coxarthroses protrusives, 2 coxarthroses sur dysplasie cotyloïdienne), dans 21 cas d'une ostéonécrose aseptique de la tête fémorale (1 ONATF stade II, 15 ONATF stade III, et 5 ONATF stade IV) dans 8 cas d'une coxarthrose post-pathologie congénitale, dans 2 cas d'une coxarthrose post-traumatique (1 fracture du col, 1 fracture du cotyle) et dans 1 cas d'une coxarthrose post-épiphysiolyse.

Tous les patients ont été opérés par le Professeur D. SARAGAGLIA, en décubitus latéral par une voie d'abord postéro-latérale de type Moore, en conservant le muscle piriforme, avec mise en place d'une tige PF® (Zimmer,

Étupes, France) standard (34) ou latéralisée (59), cimentée (27) ou non cimentée (65), allant de la taille 4 à 10 (6 taille 4, 9 taille 5, 13 taille 6, 28 taille 7, 20 taille 8, 13 taille 9, 4 taille 10) et d'un cotyle Saint-Nabor® avec insert Métasul® (Zimmer, Étupes, France) de diamètre allant de 50 à 60mm (18 de 50mm, 23 de 52mm, 23 de 54mm, 20 de 56 mm, 7 de 58mm, 2 de 60mm), stabilisés par 1 vis (19), 2 vis (50) ou 3 vis (24), tous avec une tête de diamètre 28 mm et avec un col court (32), un col standard (38), un col long (22) ou extra-long (1) **(figure 1)** . 2 cotyles ont du être greffés au niveau de l'arrière fond compte tenu de la présence de volumineuses géodes : il s'agissait de greffes homologues prélevées au dépend de la tête fémorale.

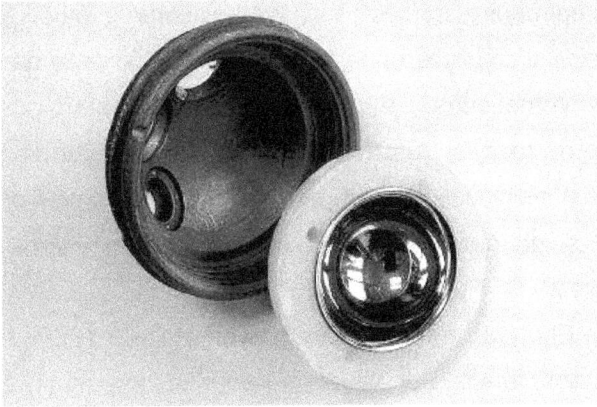

Cotyle Saint-Nabor® avec insert Métasul®

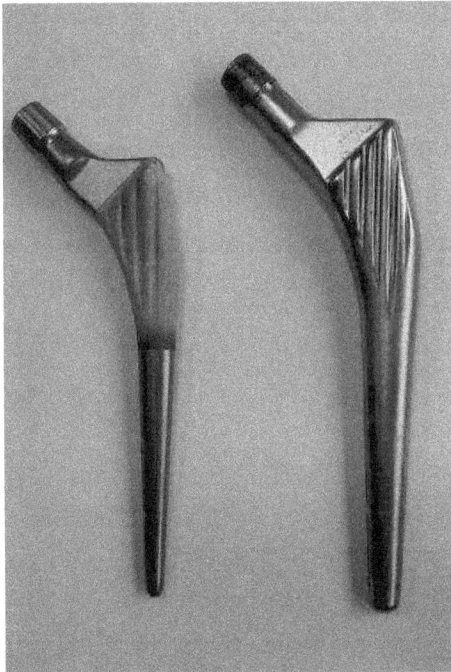

Tige PF® (à gauche : sans ciment, à droite : à cimenter)

<u>Figure 1</u> : les implants

En pré-opératoire toutes les implantations prothétiques ont été planifiées à l'aide d'un cliché en taille réelle, réalisé la veille de l'intervention, et de calques prothétiques. Ce cliché était une vue antéro-postérieure d'un bassin debout, de face, en rotation interne de hanche pour bien visualiser le col fémoral. La planification était généralement effectuée sur la hanche controlatérale saine dont les amplitudes en rotation interne étaient plus grandes **(figure 2)**.

Le score PMA[13] pré-opératoire moyen était de 10.31 +/- 2.05 points (5 à 15) (1.92 pour le score douleur, 4.43 pour le score mobilité et 3.96 pour le score marche) et le score de Harris[31] moyen de 48.58 +/- 13.13 points (17 à 80) (12.47 pour le score douleur, 21.29 pour le score fonction, 8.95 pour le score activités, 1.29 pour le score anomalies et 4.58 pour le score mobilité).

Une antibioprophylaxie a été réalisé par une céphalosporine de première génération pendant 24 heures et une prophylaxie anti-thrombotique par héparine de bas poids moléculaire ainsi que le port de bandes de contention pendant 1 mois.

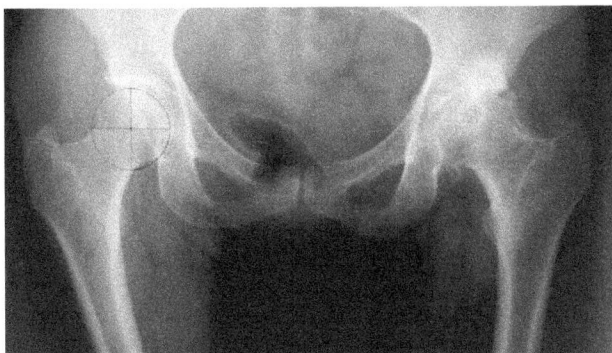

Repérage du centre de la tête fémorale

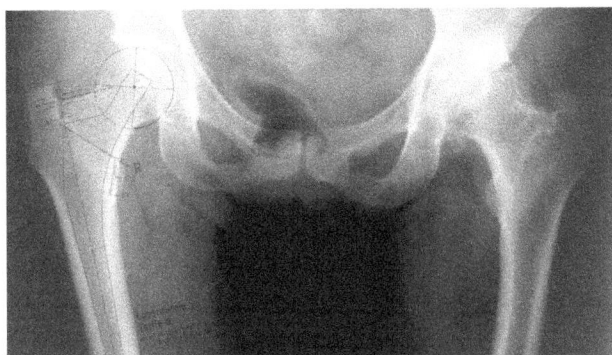

Calque prothétique : hauteur de coupe

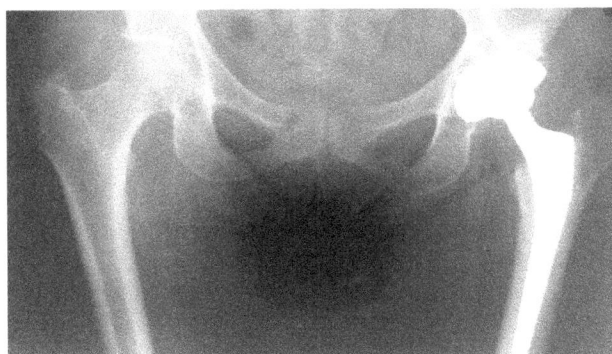

Correspondance post-opératoire

Figure 2 : Planification

La révision

Tous les patients ont été revus cliniquement **(annexe 1)** et ont rempli un questionnaire avant la consultation pour affiner le calcul des scores fonctionnels **(annexe 2)**. L'évaluation clinique a été réalisée avec les scores de Postel-Merle d'Aubigné(PMA)[13] et Harris[31] en pré et post-opératoire.

Radiologiquement nous avons revus tous nos patients avec un cliché du bassin debout de face, un cliché de hanche de face et de profil. Nous avons mesuré l'inclinaison de l'implant cotyloïdien par rapport à la perpendiculaire à la ligne des U **(figure 3)**. La stabilité et l'ostéointégration des implants fémoraux non cimentés ont été estimées par le score de Engh et Massin (E&M)[22] **(figure 4)**, la présence d'ostéolyse, de liserés ou de condensation **(figure 4)** cartographiés selon les 14 zones fémorales de Gruen[29] et les 6 zones acétabulaires de DeLee[16]. La classification de Brooker[6] **(figure 4)** a permis de classifier les ossifications périprothétiques. L'usure a été mesurée selon la méthode de Dorr[20].

Ont été recensé les phénomènes d'hypersensibilité retardé avec phénomène d'ALVAL (Aseptic Lymphocytic Vasculitis Associated Lesion)[57], les évènements de type « squeaking », la survenue de cancer chez des patients sans facteur favorisant.

Enfin la statisfaction des patients a été colligée.

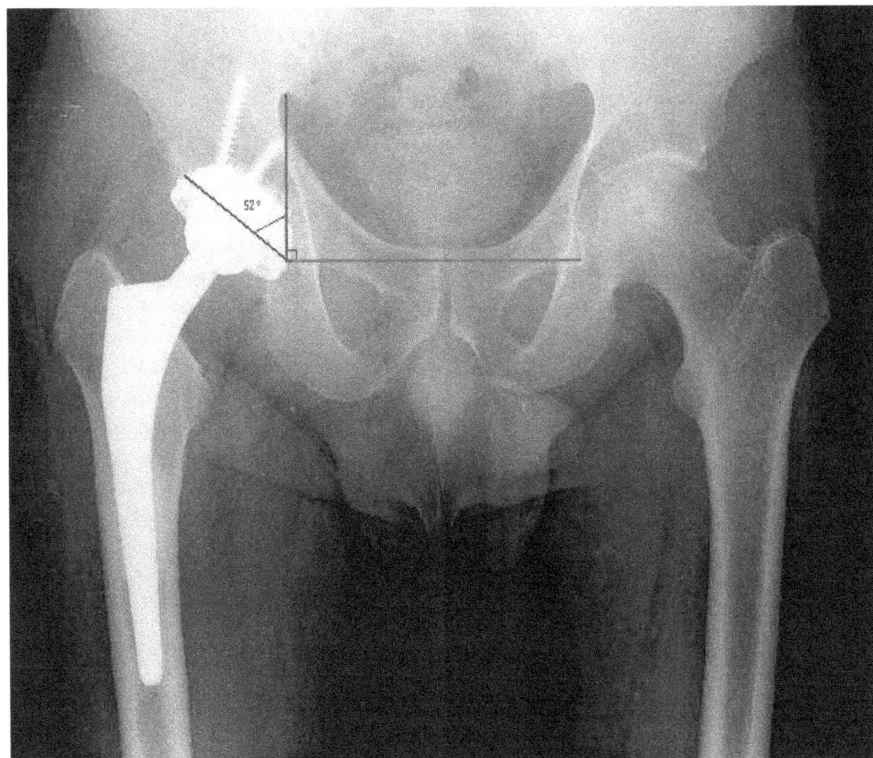

Figure 3 : Mesure de l'inclinaison de l'implant cotyloïdien

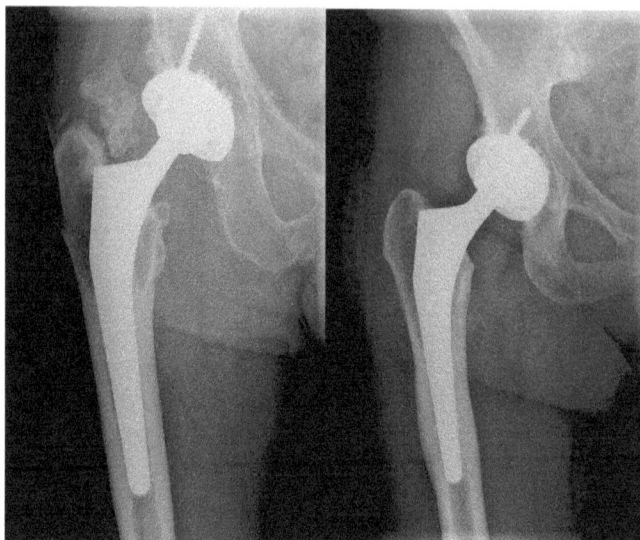

Brooker stade 3   Condensation zone 3 et 5 (Gruen)

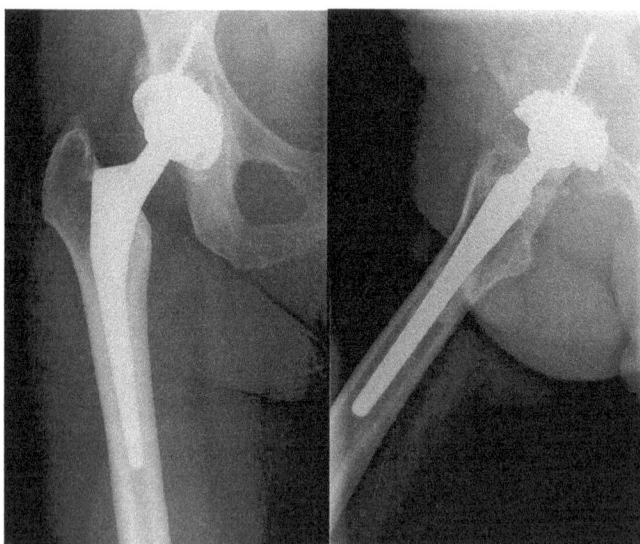

Atrophie du Merkel (E&M)   Pont osseux (E&M)

Figure 4 : Exemples de données de la révision radiologique

La méthode statistique

Nous avons utilisé le logiciel SPSS (version 18, IBM Corp. New York, USA). Pour évaluer la significativité de l'amélioration des scores fonctionnels nous avons utilisé le test T de Student (seuil de significativité du p à 0.05), ainsi que la méthode de Kaplan et Meier pour l'analyse univariée de la survie avec un intervalle de confiance à 95%. Nous avons considéré comme échec toute reprise chirurgicale avec changement prothétique cotyloïdien lié à la faillite du couple de frottement ; descellement aseptique idiopathique.

III. RESULTATS

Les résultats portent sur 77 hanches (68 patients) car 12 ont été perdus de vue (14.3%) et 4 sont décédés (4.7%). Le recul moyen est de 11,03 +/- 0,69 ans (9,66 – 12,58).

Complications

Un seul évènement indésirable peropératoire est survenu : il s'agissait d'un refend au niveau de l'éperon de Merkel stabilisé par un cerclage au fil métallique.

Parmi les complications précoces, nous avons colligé une thrombose veineuse profonde, une luxation récidivante précoce (avant 3 mois) ayant nécessité une reprise chirurgicale par changement du col standard en col long.

Concernant les complications tardives nous avons recensé 8 luxations tardives (apres 3 mois) dont 1 seule PTH a été reprise chirurgicalement ; les autres ayant été réduites par manœuvres externes. Il s'agissait de luxations uniques dans 5 cas, double dans 1 cas et triple dans 1 cas sans récidive depuis 5 ans. En revanche après 5 épisodes de luxation, une PTH a été reprise chirurgicalement par mise en place d'un cotyle double mobilité (J+7ans).

De plus, un patient a du être réopéré à J+5 ans à cause d'un « descellement » septique tardif, probablement à diffusion hématogène, car le germe Propioni bacterium acnes a été retrouvé sur les prélèvements bactériologiques per-opératoires, chez une patiente aux antécédents d'acné.

Un troisième patient a été réopéré à cause d'un « descellement » post-traumatique à J+9 ans.

Enfin un quatrième patient a été réopéré à cause d'un conflit entre le col de la tige fémorale et l'insert métallique coyloïdien par excès d'antéversion du cotyle à l'origine d'une métallose (J+8ans).

Il n'y a pas eu de reprise pour faillite du couple de frottement métal-métal, pas de descellement aseptique idiopathique. Aucun épisode d'hypersensibilité ou de phénomène d'ALVAL[57], aucun « squeaking », aucune survenue de cancer sans facteur favorisant n'ont été recensés.

Résultats cliniques et radiologiques

A la révision sur les 73 hanches réévaluées (77 diminuées des 4 reprises), 59 étaient classées Charnley A, 3 Charnley B et 11 Charnley C[10]. Le recul moyen était de 11,03 +/- 0,69 ans (9,66 à 12,58).

Le score PMA[13] post-opératoire moyen était de 17,6 +/- 0,74 points (15 à 18) (97.3% supérieur ou égal à 16) (5.75 pour le score douleur, 6 pour le score mobilité et 5.85 pour le score marche) et le score de Harris[31] moyen de 96,37 +/- 6,27 points (72 à 100) (95.9% supérieur ou égal à 80) (42.93 pour le score douleur, 31.38 pour le score fonction, 12.14 pour le score activités, 3.97 pour le score anomalies et 5.95 pour le score mobilité). L'amélioration de ces scores a été statistiquement significative entre l'évaluation préopératoire et la révision (p<0.0001) **(annexe 3)**.

Radiologiquement, les cotyles étaient inclinés de 50.03 +/- 4.94 degrés (36 à 66).
Concernant les tiges non cimentées (52) le score de Engh et Massin[22] était de 25.91 +/- 2.66 (16 à 27) (9.9 pour le score fixation et 16.01 pour le score stabilité).
Il a été retrouvé une condensation fémorale en zone 2, 3 et 5 selon Gruen[29] pour respectivement 2, 6 et 8 patients. Un liseré non évolutif en zone 3, 5, 10 et 12 n'a été retrouvé que sur un seul et même patient.
Selon Brooker[6], 60 patients n'avaient pas de calcification radiologique péri-prothétique (stade0) (82.2%), 7 étaient stade 1 (9.6%), 4 étaient stade 2 (5.5%), 2 étaient stade 3 (2.7%).

Aucune image suspecte de granulome ou d'ostéolyse cotyloïdienne selon les zones de DeLee[16] n'a été mise en évidence. Aucune usure de l'implant selon la méthode de Dorr[20] n'a été mesurée.

Résultats subjectifs

Sur les 68 patients revus, 63 (93%) étaient satisfaits ou très satisfaits de leur prise en charge, 3 étaient déçus (4%) et 2 étaient mécontents (3%).

Analyse de survie

En considérant comme échec une reprise avec changement d'implant pour toute étiologie confondue, le taux de survie globale à plus de 10 ans a été de 94,8%.

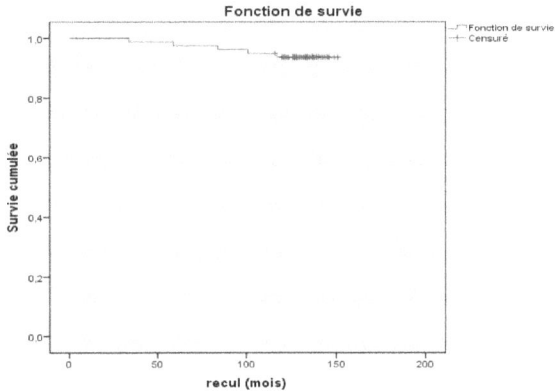

Fonction de survie

En considérant comme échec une faillite du couple de frottement « métal-métal », le taux de survie à plus de 10 ans a été de 100%.

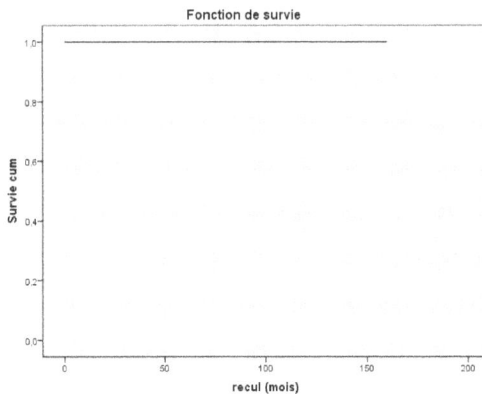

Fonction de survie

IV. DISCUSSION

Cette étude montre l'absence de survenue d'événements indésirables liés au couple de frottement « métal-métal » après mise en place d'arthroplastie totale de hanche en tête 28mm à plus de 10 ans avec les implants que nous avons utilisés.

Il est bien évident que cette étude est limitée puisqu'il s'agit d'une étude de niveau 4, d'une étude rétrospective. Cependant elle présente l'avantage d'un recul important, de plus de 10 ans. Le pourcentage de patients perdu de vue est faible (14.3%) pour une étude de ce type. La série est homogène puisque la totalité des interventions chirurgicales a été réalisée par un seul chirurgien sénior expérimenté avec une seule voie d'abord et les mêmes implants. Cela a permis de limiter les biais liés au positionnement des pièces, ce qui peut péjorer de manière significative la durée de vie d'une prothèse. Concernant la révision, la présence d'un seul observateur indépendant au plus long recul a permis de limiter les biais de mesure. De même, nous avons affiné la précision des données recueillies lors de l'examen clinique par la confrontation de celles-ci aux réponses à un questionnaire rempli par le patient, au préalable à son domicile, afin de diminuer la variabilité intra-observateur. On peut enfin souligner l'absence d'imagerie plus précise que les radiographies standards ; mais ce travail correspond avant tout à une étude clinique et au suivi habituel d'une PTH. Néanmoins compte tenu de la forme de l'implant cotyloïdien et de la présence de crans à sa périphérie, le biais de mesure concernant le recueil de la valeur de l'inclinaison cotyloïdienne a été considérablement diminué. Enfin, nous n'avons pas réalisé de dosage sanguin des ions métalliques, d'une part car il s'agit d'une étude clinique comme précédemment évoqué, et également compte tenu du cout pour le patient, de la variabilité des valeurs entre les laboratoires et de leur interprétation difficile. En effet on peut penser que la zone de contact entre le col fémoral et la tête, le cône morse, serait lui même à l'origine d'une augmentation de ces valeurs puisqu'il existe une usure macroscopique à ce niveau lors de l'analyse d 'explants[49][35], de même qu'un simple plombage dentaire[7] ou qu'une arthroplastie totale de genou[40][24]. Nous avons donc réservé ces dosages aux bilans des PTH douloureuses.

Nos résultats cliniques sont comparables à ceux de la littérature[27][14][19][15] puisque selon le score PMA[13], 97.3% de nos résultats étaient bons ou excellents, que selon le score de Harris[31], 95.9% de nos résultats étaient bons ou excellents, et que les patients étaient satisfaits ou très satisfaits dans 93% des cas.

Nos résultats radiologiques montrent la fiabilité de la technique et de l'implant utilisé car nous n'avons pas retrouvé d'image d'ostéolyse fémorale ou cotyloïdienne. L'inclinaison de l'implant acétabulaire en moyenne de 50.03° par rapport à la verticale correspond aux recommandations de la littérature[55]. L'utilisation de vis de fixation n'a pas occasionné la mise en évidence d'ostéolyse à leur périphérie (puits à particule) du à un possible phénomène de type « backside wear » nous confortant dans l'idée de l'absence d'usure de polyéthylène (mesuré selon la méthode de Dorr[20]) et d'activation macrophagique ; l'insert polyéthylène étant vissé dans le cotyle StNabor® cela lui confère une parfaite stabilité, évitant ainsi les micromouvements entre polyéthylène et « métal-back », empêchant les phénomènes d'usure linéaire périphérique externe. De plus, le polyéthylène étant pris en « sandwich », le couple de frottement étant ainsi métal contre métal : il n'y a alors pas eu de libération de particule de polyéthylène contrairement à un couple « métal-polyéthylène » classique pouvant occasionné des ostéolyses **(figure 5)**.

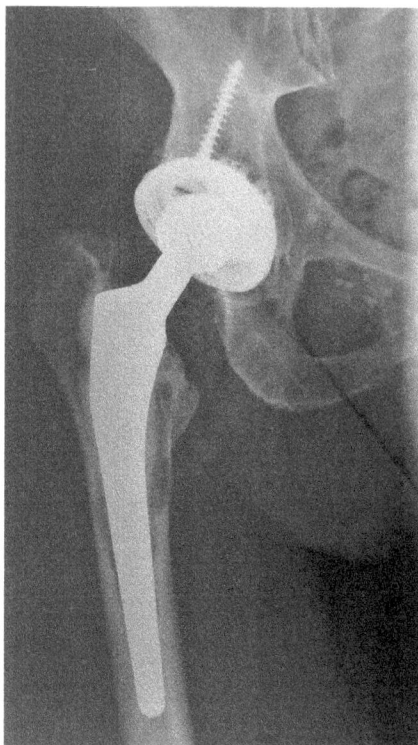

Figure 5 : Volumineuse géodes cotyloïdiennes et fémorales (même type d'implant, couple « métal-polyéthylène »)

De plus, par l'utilisation de ce type d'implant, nous n'avons pas été confrontés aux complications décrites avec ceux en céramique. Nous n'avons pas noté la présence de bruits anormaux tels que craquements ou grincements décrits dans certaines séries jusque chez 11 % voire 20% des patients opérés[12][11][34] et pouvant conduire à une révision prothétique. Nous n'avons pas non plus constaté de fracture d'implant (« tête » ou insert cotyloïdien) [37]. Ceci constitue pour nous une complication majeure des implants en céramique. En effet elle impose la reprise chirurgicale avec synovectomie la plus complète pour l'ablation la plus minutieuse des fragments afin d'éviter une usure à « troisième corps » du futur implant, obligeant ainsi la repose du même type d'implant. Cette complication peut résulter à la fois d'une erreur technique de positionnement ou être secondaire à un événement traumatique[50]. Elle est également décrite dans le cas d'utilisation du même type d'implant que celui de notre série, à savoir avec une conception en « sandwich »[54][39].

L'analyse de la survie globale est excellente et comparable aux données de la littérature concernant d'une part le couple de frottement de référence « métal-polyéthylène » qui donne 90 à 99% de survie à 10 ans, d'autre part le couple « céramique-céramique » qui donne 89 à 99% de survie à 10ans, et enfin le couple « métal-métal » qui donne 93 à 99% de survie pour le même recul.**(figure 6)**

AUTEURS	Nombre de cas	Survie globale à 10 ans
Charnley (1972)[10]	582	92.8 %
Salvati (1981)[48]	100	97%
Staufer (1982)[52]	300	87%
Older (1985)[45]	184	94%
Wroblewski(1993)[58]	1324	90%
Sochart (1998)[51]	200	97%
Callaghan (2000)[8]	262	98.3 %
Older (2002)[46]	500	93.7 %
Berry (2002)[2]	1689	91.8 %
Kerboull (2004)[33]	287	94%

Survie à 10 ans du couple « métal-polyethylène »

AUTEURS	Nombre de cas	Survie globale à 10 ans
Grubl (2007)[28]	105	98.6 %
Eswaramoorthy(2008)[23]	42	94%
Neumann (2009)[43]	100	96%
Girard(2010)[26]	47	94,5%
Saragaglia (2012)	77	94,80%

Survie à 10ans du couple « métal-métal »

AUTEURS	Nombre de cas	Survie globale à 10 ans
Nich(2003)[44]	52	88.5 %
Boyer(2010)[5]	76	92%
Lee(2010)[37]	100	99%
Yeung(2012)[59]	301	98%

Survie à 10ans du couple « céramique-céramique »

Figure 6 : Survies globales à 10 ans

Analyse de nos échecs

4 patients ont du être réopérés avec changement prothétique.

Pour 2 d'entre eux il s'agissait de complications possiblement inhérentes à toute chirurgie, conséquences de la survenue d'un évènement indésirable extérieur au geste opératoire et au choix des implants : d'une part 1 descellement traumatique secondaire à une chute, et d'autre part 1 descellement septique d'origine hématogène. Nous avons recensé 1 sepsis tardif sur la série (1.3%), ce qui coïncide avec les chiffres des registres scandinaves[21][41].

Cependant nos 2 autres échecs méritent réflexion. Tout d'abord nous avons réopéré un patient du fait d'une prothèse instable récidivante. Cette complication classique est bien souvent recensée concernant les implants avec « tête » de diamètre de 28mm. De plus, un autre patient a été réopéré sur les constations d'une prothèse de hanche douloureuse et de la présence d'un kyste à la partie antérieure de la hanche. Les données per-opératoires ont retrouvées un cotyle trop antéversé avec un phénomène d' « impingement » entre le col et l'insert Métasul® à l'origine d'une métallose **(figure 7)**. Ainsi ces deux échecs nous imposent de constater que la perfection du positionnement des pièces prothétiques a été directement corrélée à leur survie. Pour pallier ces 2 problèmes, nous avons désormais pris l'habitude d'utiliser, dans notre pratique courante de première intention, des implants de grands diamètres de type métal-métal réduisant ainsi le risque de luxation et d'impingement par leur capacité aux plus grandes amplitudes[53][36] **(figures 8 et 9)**.

Bien que ne pouvant transposer les résultats de cette étude à la survie éventuelle de prothèse à « grosses têtes », nous avons été confortés dans ce choix pour plusieurs raisons complémentaires. Premièrement nous ne voulons pas être confrontés aux complications des implants en céramique évoqués précédemment. De plus dans notre étude nous n'avons pas retrouvé les complications redoutées du couple « métal-métal » que sont, d'une part, l'hypothétique survenue majorée de cancer, même s'il est bien évident que notre série est trop petite pour confronter ces données aux études épidémiologiques avec de grands échantillons, et d'autre part l'hypersensibilté retardée avec phénomène d'ALVAL [57].

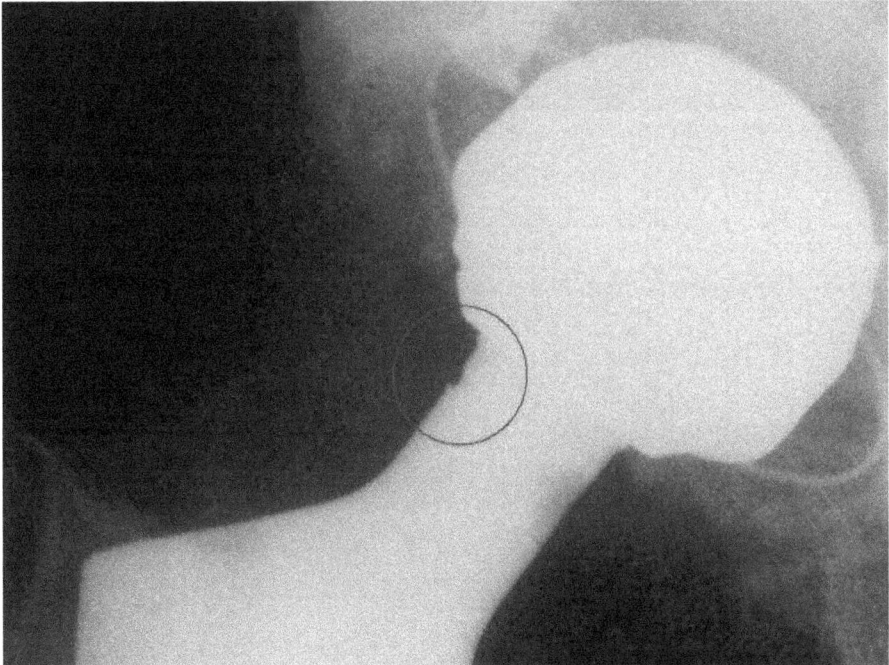

Figure 7 : Usure du col prothétique fémoral témoin d'un impigement

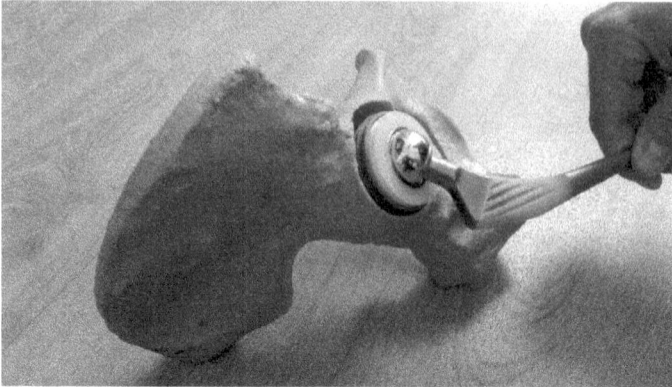

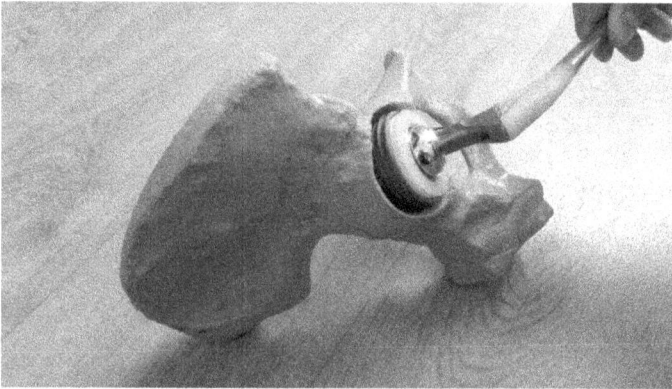

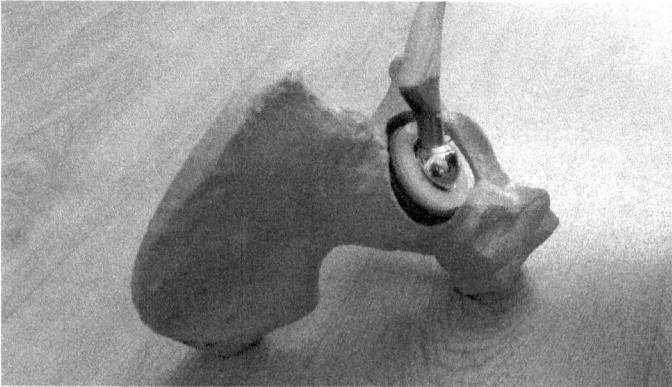

Figure 8 : amplitudes avec une « tête » de 28mm

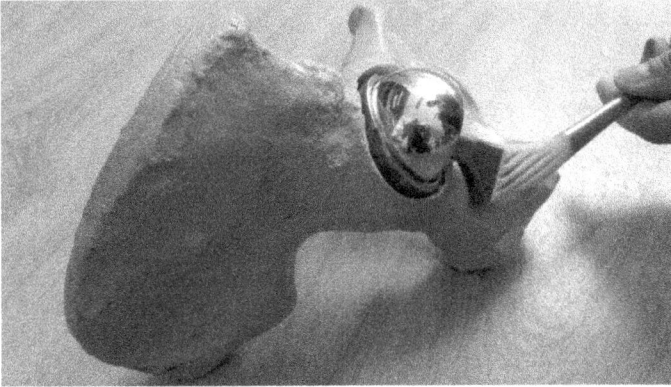

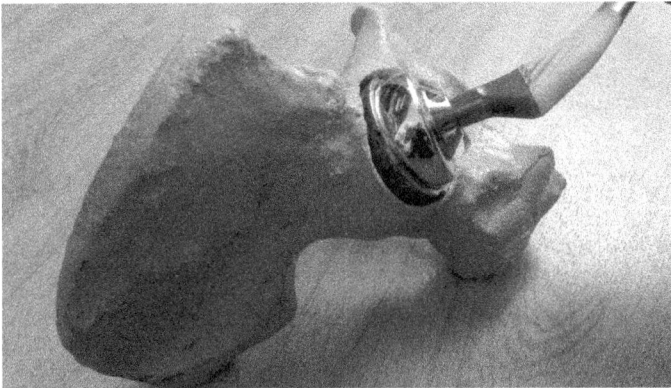

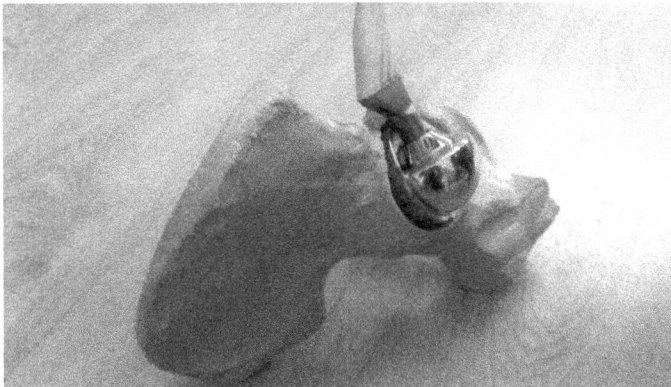

Figure 9 : amplitudes avec « tête » de grand diamètre

V. CONCLUSION

L'arthroplastie totale de hanche est une intervention satisfaisante à long terme. Nous sommes convaincus de la fiabilité du couple de frottement de type « dur-dur », particulièrement « métal-métal » à l'exception des patients avec une fonction rénale altérée ainsi que les femmes en âge de procréer. Pour pallier les problèmes que nous avons rencontrés, nous encourageons l'utilisation de « tête de grand diamètre » bien que les résultats précoces des différentes séries de la littérature s'opposent pour un même type d'implant[3][38], voire qu'ils montrent des usures différentes selon l'implant et le laboratoire concerné[35]. Il faut cependant rester vigilent quant aux extrapolations des résultats concernant les PTH à « petites têtes » aux PTH à « grands diamètres », ces dernières pouvant démasquer des problèmes non retrouvés avec des têtes 28mm. Pour certains, le re-largage d'ion n'est pas proportionnel au diamètre de la « tête » utilisée mais plutôt dus à des phénomènes de type « tronionite » au niveau de l'adaptateur de col [35] qui devrait bénéficié d'amélioration technique et ne doit pas être un frein à l'utilisation de « grosses têtes ». En revanche, les contraintes mécaniques sur l'os et la taille de la « tête » utilisée seraient linéairement lié avec comme risque un descellement précoce. On pourrait alors très bien imaginer le même type de complication avec des grands diamètres en céramique. Tout ceci nous impose à fortiori d'étudier à long terme ces types d'implant.

REFERENCES

1. Amstutz HC, Grigoris P. Metal on metal bearings in hip arthroplasty. *Clin. Orthop. Relat. Res.* 1996:S11–34.

2. Berry DJ, Harmsen WS, Cabanela ME, Morrey BF. Twenty-five-year survivorship of two thousand consecutive primary Charnley total hip replacements: factors affecting survivorship of acetabular and femoral components. *J Bone Joint Surg Am.* 2002;84-A:171–177.

3. Berton C, Girard J, Krantz N, Migaud H. The Durom large diameter head acetabular component: early results with a large-diameter metal-on-metal bearing. *J Bone Joint Surg Br.* 2010;92:202–208.

4. Boutin P, Christel P, Dorlot JM, Meunier A, de Roquancourt A, Blanquaert D, Herman S, Sedel L, Witvoet J. The use of dense alumina-alumina ceramic combination in total hip replacement. *J. Biomed. Mater. Res.* 1988;22:1203–1232.

5. Boyer P, Huten D, Loriaut P, Lestrat V, Jeanrot C, Massin P. Is alumina-on-alumina ceramic bearings total hip replacement the right choice in patients younger than 50 years of age? A 7- to 15-year follow-up study. *Orthop Traumatol Surg Res.* 2010;96:616–622.

6. Brooker AF, Bowerman JW, Robinson RA, Riley LH Jr. Ectopic ossification following total hip replacement. Incidence and a method of classification. *J Bone Joint Surg Am.* 1973;55:1629–1632.

7. Bumgardner JD, Lucas LC. Corrosion and cell culture evaluations of nickel-chromium dental casting alloys. *J Appl Biomater.* 1994;5:203–213.

8. Callaghan JJ, Albright JC, Goetz DD, Olejniczak JP, Johnston RC. Charnley total hip arthroplasty with cement. Minimum twenty-five-year follow-up. *J Bone Joint Surg Am.* 2000;82:487–497.

9. Charnley J. Total hip replacement by low-friction arthroplasty. *Clin. Orthop. Relat. Res.* 1970;72:7–21.

10. Charnley J. The long-term results of low-friction arthroplasty of the hip performed as a primary intervention. 1972. *Clin. Orthop. Relat. Res.* 1995:4–15.

11. Choi I-Y, Kim Y-S, Hwang K-T, Kim Y-H. Incidence and factors associated with squeaking in alumina-on-alumina THA. *Clin. Orthop. Relat. Res.* 2010;468:3234–3239.

12. Cogan A, Nizard R, Sedel L. Occurrence of noise in alumina-on-alumina total hip arthroplasty. A survey on 284 consecutive hips. *Orthop Traumatol Surg Res.* 2011.

13. D'AUBIGNE RM, POSTEL M. Functional results of hip arthroplasty with acrylic prosthesis. *J Bone Joint Surg Am.* 1954;36-A:451–475.

14. Dastane M, Wan Z, Deshmane P, Long WT, Dorr LD. Primary hip arthroplasty with 28-mm Metasul articulation. *J Arthroplasty.* 2011;26:662–664.

15. Delaunay CP. Metal-on-metal bearings in cementless primary total hip arthroplasty. *J Arthroplasty.* 2004;19:35–40.

16. DeLee JG, Charnley J. Radiological demarcation of cemented sockets in total hip replacement. *Clin. Orthop. Relat. Res.* 1976:20–32.

17. Devane PA, Horne JG, Martin K, Coldham G, Krause B. Three-dimensional polyethylene wear of a press-fit titanium prosthesis. Factors influencing generation of polyethylene debris. *J Arthroplasty.* 1997;12:256–266.

18. Dorlot JM, Christel P, Meunier A. Wear analysis of retrieved alumina heads and sockets of hip prostheses. *J. Biomed. Mater. Res.* 1989;23:299–310.

19. Dorr LD, Wan Z, Longjohn DB, Dubois B, Murken R. Total hip arthroplasty with use of the Metasul metal-on-metal articulation. Four to seven-year results. *J Bone Joint Surg Am.* 2000;82:789–798.

20. Dorr LD, Wan Z. Ten years of experience with porous acetabular components for revision surgery. *Clin. Orthop. Relat. Res.* 1995:191–200.

21. Engesaeter LB, Espehaug B, Lie SA, Furnes O, Havelin LI. Does cement increase the risk of infection in primary total hip arthroplasty? Revision rates in 56,275 cemented and uncemented primary THAs followed for 0-16 years in the Norwegian Arthroplasty Register. *Acta Orthop.* 2006;77:351–358.

22. Engh CA, Massin P, Suthers KE. Roentgenographic assessment of the biologic fixation of porous-surfaced femoral components. *Clin. Orthop. Relat. Res.* 1990:107–128.

23. Eswaramoorthy V, Moonot P, Kalairajah Y, Biant LC, Field RE. The Metasul metal-on-metal articulation in primary total hip replacement: clinical and radiological results at ten years. *J Bone Joint Surg Br.* 2008;90:1278–1283.

24. Friesenbichler J, Maurer-Ertl W, Sadoghi P, Lovse T, Windhager R, Leithner A. Serum metal ion levels after rotating-hinge knee arthroplasty: comparison between a standard device and a megaprosthesis. *Int Orthop.* 2012;36:539–544.

25. Fritsch EW, Gleitz M. Ceramic femoral head fractures in total hip arthroplasty. *Clin. Orthop. Relat. Res.* 1996:129–136.

26. Girard J, Bocquet D, Autissier G, Fouilleron N, Fron D, Migaud H. Metal-on-metal hip arthroplasty in patients thirty years of age or younger. *J Bone Joint Surg Am.* 2010;92:2419–2426.

27. Girard J, Herent S, Combes A, Pinoit Y, Soenen M, Laffargue P, Migaud H. [Metal-on-metal hip replacement using Metasul cups cemented into Muller reinforcement rings after a mean 5-year (3-8) follow-up: improvement of acetabular fixation by comparing with direct cementation to bone]. *Rev Chir Orthop Reparatrice Appar Mot.* 2008;94:346–353.

28. Grübl A, Marker M, Brodner W, Giurea A, Heinze G, Meisinger V, Zehetgruber H, Kotz R. Long-term follow-up of metal-on-metal total hip replacement. *J. Orthop. Res.* 2007;25:841–848.

29. Gruen TA, McNeice GM, Amstutz HC. "Modes of failure" of cemented stem-type femoral components: a radiographic analysis of loosening. *Clin. Orthop. Relat. Res.* 1979:17–27.

30. Hannouche D, Nich C, Bizot P, Meunier A, Nizard R, Sedel L. Fractures of ceramic bearings: history and present status. *Clin. Orthop. Relat. Res.* 2003:19–26.

31. Harris WH. Traumatic arthritis of the hip after dislocation and acetabular fractures: treatment by mold arthroplasty. An end-result study using a new method of result evaluation. *J Bone Joint Surg Am.* 1969;51:737–755.

32. Jacobs JJ, Skipor AK, Doorn PF, Campbell P, Schmalzried TP, Black J, Amstutz HC. Cobalt and chromium concentrations in patients with metal on metal total hip replacements. *Clin. Orthop. Relat. Res.* 1996:S256–263.

33. Kerboull L, Hamadouche M, Courpied JP, Kerboull M. Long-term results of Charnley-Kerboull hip arthroplasty in patients younger than 50 years. *Clin. Orthop. Relat. Res.* 2004:112–118.

34. Keurentjes JC, Kuipers RM, Wever DJ, Schreurs BW. High incidence of squeaking in THAs with alumina ceramic-on-ceramic bearings. *Clin. Orthop. Relat. Res.* 2008;466:1438–1443.

35. Lavigne M, Belzile EL, Roy A, Morin F, Amzica T, Vendittoli P-A. Comparison of whole-blood metal ion levels in four types of metal-on-metal large-diameter femoral head total hip arthroplasty: the potential influence of the adapter sleeve. *J Bone Joint Surg Am.* 2011;93 Suppl 2:128–136.

36. Lavigne M, Ganapathi M, Mottard S, Girard J, Vendittoli P-A. Range of motion of large head total hip arthroplasty is greater than 28 mm total hip arthroplasty or hip resurfacing. *Clin Biomech (Bristol, Avon)*. 2011;26:267–273.

37. Lee Y-K, Ha Y-C, Yoo JJ, Koo K-H, Yoon KS, Kim HJ. Alumina-on-alumina total hip arthroplasty: a concise follow-up, at a minimum of ten years, of a previous report. *J Bone Joint Surg Am*. 2010;92:1715–1719.

38. Long WT, Dastane M, Harris MJ, Wan Z, Dorr LD. Failure of the Durom Metasul acetabular component. *Clin. Orthop. Relat. Res*. 2010;468:400–405.

39. Lopes R, Philippeau JM, Passuti N, Gouin F. High rate of ceramic sandwich liner fracture. *Clin. Orthop. Relat. Res*. 2012;470:1705–1710.

40. Luetzner J, Krummenauer F, Lengel AM, Ziegler J, Witzleb W-C. Serum metal ion exposure after total knee arthroplasty. *Clin. Orthop. Relat. Res*. 2007;461:136–142.

41. Malchau H, Herberts P, Eisler T, Garellick G, Söderman P. The Swedish Total Hip Replacement Register. *J Bone Joint Surg Am*. 2002;84-A Suppl 2:2–20.

42. McKee GK, Watson-Farrar J. Replacement of arthritic hips by the McKee-Farrar prosthesis. *J Bone Joint Surg Br*. 1966;48:245–259.

43. Neumann DRP, Thaler C, Hitzl W, Huber M, Hofstädter T, Dorn U. Long-term results of a contemporary metal-on-metal total hip arthroplasty: a 10-year follow-up study. *J Arthroplasty*. 2010;25:700–708.

44. Nich C, Sariali E-H, Sari Ali E-H, Hannouche D, Nizard R, Witvoet J, Sedel L, Bizot P. Long-term results of alumina-on-alumina hip arthroplasty for osteonecrosis. *Clin. Orthop. Relat. Res*. 2003:102–111.

45. Older J. Low-friction arthroplasty of the hip. A 10-12-year follow-up study. *Clin. Orthop. Relat. Res*. 1986:36–42.

46. Older J. Charnley low-friction arthroplasty: a worldwide retrospective review at 15 to 20 years. *J Arthroplasty*. 2002;17:675–680.

47. Reinisch G, Judmann KP, Lhotka C, Lintner F, Zweymüller KA. Retrieval study of uncemented metal-metal hip prostheses revised for early loosening. *Biomaterials*. 2003;24:1081–1091.

48. Salvati EA, Wilson PD Jr, Jolley MN, Vakili F, Aglietti P, Brown GC. A ten-year follow-up study of our first one hundred consecutive Charnley total hip replacements. *J Bone Joint Surg Am*. 1981;63:753–767.

49. Schramm M, Wirtz DC, Holzwarth U, Pitto RP. The Morse taper junction in modular revision hip replacement--a biomechanical and retrieval analysis. *Biomed Tech (Berl)*. 2000;45:105–109.

50. Sharma V, Ranawat AS, Rasquinha VJ, Weiskopf J, Howard H, Ranawat CS. Revision total hip arthroplasty for ceramic head fracture: a long-term follow-up. *J Arthroplasty*. 2010;25:342–347.

51. Sochart DH, Porter ML. Long-term results of cemented Charnley low-friction arthroplasty in patients aged less than 30 years. *J Arthroplasty*. 1998;13:123–131.

52. Stauffer RN. Ten-year follow-up study of total hip replacement. *J Bone Joint Surg Am*. 1982;64:983–990.

53. Stuchin SA. Anatomic diameter femoral heads in total hip arthroplasty: a preliminary report. *J Bone Joint Surg Am*. 2008;90 Suppl 3:52–56.

54. Viste A, Chouteau J, Desmarchelier R, Fessy M-H. Fractures of a sandwich ceramic liner at ten year follow-up. *Int Orthop*. 2012;36:955–960.

55. Wan Z, Boutary M, Dorr LD. The influence of acetabular component position on wear in total hip arthroplasty. *J Arthroplasty*. 2008;23:51–56.

56. Weber BG. Experience with the Metasul total hip bearing system. *Clin. Orthop. Relat. Res.* 1996:S69–77.

57. Willert H-G, Buchhorn GH, Fayyazi A, Flury R, Windler M, Köster G, Lohmann CH. Metal-on-metal bearings and hypersensitivity in patients with artificial hip joints. A clinical and histomorphological study. *J Bone Joint Surg Am*. 2005;87:28–36.

58. Wroblewski BM, Siney PD. Charnley low-friction arthroplasty of the hip. Long-term results. *Clin. Orthop. Relat. Res.* 1993:191–201.

59. Yeung E, Bott PT, Chana R, Jackson MP, Holloway I, Walter WL, Zicat BA, Walter WK. Mid-term results of third-generation alumina-on-alumina ceramic bearings in cementless total hip arthroplasty: a ten-year minimum follow-up. *J Bone Joint Surg Am*. 2012;94:138–144.

ANNEXES

Date :

REVISION PTH METASUL
PMA =

Douleur :
Aucune **6** / Rare **5** / Apres 30'-1h de marche **4** / 10-20' **3** / < 10' **2** / immédiatement **1** /
Permanente même assis **0**

Mobilté en flexion:
>90 **6** / 80-70 **5** / 70-50 **4** / 50-30 **3** / <30 **2** / attitude vicieuse FLE-RE **-1** / ABD-ADD-RI **–2**

Marche/stabilité:
Illimité **6** / Canne longue distance **5** / Canne pour sortir Boiterie **4** / Canne en permanence
Instabilité **3** / Deux cannes **2** / Béquilles **1** / Impossible **0**

HARRIS =

Douleur :
Aucune **44** / Minime **40** / Légère **30** / Modérée **20** / Importante **10** / Très importante **0**

Fonction :
Boiterie Aucune **11** / Légère **8** / Modérée **5** / Sévère **0**
Aide Aucune **11** / Canne longue marche **7** / Canne toujours **5** / Béquille **4** / Deux cannes **2** /
Deux béquilles **0**
Périmètre de marche Illimité **11** / <1km **8** / <500m **5** / à l'intérieur **2** / lit-fauteuil **0**

Activités :
Escaliers Normal **4** / Avec rampe **2** / Asymétrique **1** / Impossible **0**
Bas-chaussures Facile **4** / Difficile **2** / Impossible **0**
S'asseoir Toute chaise 1h **4** / chaise haute<30' **2** / toute chaise<30' **0**
Transports en commun Possible **1** / Impossible **0**

Mobilité :
Flexion :   Abd :   Add :   RE :   RI :
210-300 **6** / 160-210 **5** / 100-160 **4** / 60-100 **3** / 30-60 **1** / 0-30 **0**

Anomalies :
Aucune **4** / Add, Flex ou RI fixée ou inégalité (2-3cm) **0**

BROOKER

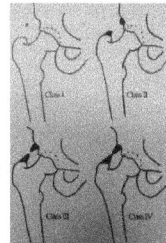

CHARNLEY=

Aucun facteur articulaire pénalisant la fonction de la prothèse étudiée **A**
Hanche controlatérale pénalisant la fonction de la prothèse étudiée   **B**
Plusieurs facteurs de handicap associés (hanches exclues)   **C**

ENGH & MASSIN=

Fixation : zone réhabitable sans liseré **5** avec **-5** / pont osseux oui **5** nor
Stabilité : zone lisse sans liseré **5** avec **–3.5** / piédestal sans **2.5** avec **–3**
        Merkel atrophié **3** hypertrophié **–4** / migration non **3** oui **–3**
        Zone réhabitable déteriorée non **2.5** oui **–2.5**

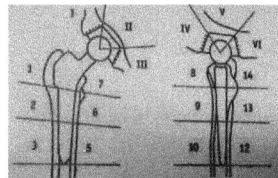

SATISFACTION : Très / Satisfait / Moyen / Mécontent

DE LEE / GRUEN
(Liseré-géodes-condensation)

Annexe 2 : Questionnaire

Questionnaire d'évaluation clinique de votre prothèse de hanche

---

Nom :
Prénom :
Age et date de naissance :
Taille et poids :
Côté opéré il y a 10 ans :

Avez-vous une autre articulation qui souffre voire qui a été aussi opérée d'une prothèse ?
Si oui la(les)quelle(s) ?

Avez-vous un problème de santé perturbant la bonne utilisation de votre prothèse ?
Il y a dix ans : oui-non : si oui le(s)quel(s) ?
Maintenant : oui-non : si oui le(s)quel(s) ?

Quel est le degré de satisfaction de votre prothèse totale de hanche :
Mécontent / Moyennement content / Content / Très content

ENTOURER LA REPONSE QUI VOUS CORRESPOND LE PLUS
(en ROUGE pour la réponse correspondant à votre santé il y a 10 ans = AVANT opération)
(en NOIR pour la réponse correspondant à votre santé de maintenant = APRES opération)

Douleur de la hanche opérée :
- *Importance :* Aucune / Episodique / Légère / Modérée / Sévère / Insupportable
- *Survenue :* Jamais / Rare / Après 30 min de marche / Après 10 min de marche / Avant 10 min de marche / Permanente à la marche / Même au repos
- *Localisation :* Cuisse / Aine / Fesse / Genou / Autre

Fonction :
- *Utilisation d'un support :* Jamais / Une canne pour les longues marches / Une canne habituelle / Une béquille / Deux cannes / Deux béquilles / Déambulateur
- *Boiterie :* Aucune / Légère / Modérée / Importante
- *Quantité de marche possible :* Illimité / Plus de 500 m / Moins de 500 m / A l'intérieur / Impossible
- *Montée des escaliers :* Normale / Avec rampe / Difficultés voire impossible
- *Enfilage des bas et des chaussures :* Facile / Difficile / Impossible
- *Position assise pendant 30 min :* Sur tout type de siège / Uniquement chaise haute / Impossible
- *Utilisation des transports en commun :* Possible / Impossible

Mobilités :
- Capacité à étendre la hanche (balancer la cuisse en arrière) : Oui / Non
- Flexion de la hanche à 90 ° (cuisse à angle droit par rapport au buste) : Oui facilement et plus / Oui mais pas plus / Impossible
- Autres mobilités : Souplesse globale / Raideur pour certains mouvements (précisez lesquels)
- Hanche bloquée dans une position : Oui / Non (précisez laquelle)

Inégalités de longueur des deux jambes : Aucune / Ressentie mais pas de gêne / Talonnette d'une hauteur de
.... cm (préciser le côté)

Commentaires libres :

Annexe 3

PMA Test-t

Statistiques pour échantillons appariés

		Moyenne	N	Ecart-type	Erreur standard moyenne
Paire 1	PMA-PREdouleur	1,93	73	1,557	,182
	PMA-POSTdouleur	5,75	73	,465	,054
Paire 2	PMA-PREmobilité	4,41	73	1,200	,140
	PMA-POSTmobilité	6,00	73	,000	,000
Paire 3	PMA-PREmarche	4,10	73	1,082	,127
	PMA-POSTmarche	5,85	73	,430	,050
Paire 4	PMA-PRE	10,44	73	2,327	,272
	PMA-POST	17,60	73	,740	,087

Corrélations pour échantillons appariés

		N	Corrélation	Sig.
Paire 1	PMA-PREdouleur & PMA-POSTdouleur	73	,168	,155
Paire 2	PMA-PREmobilité & PMA-POSTmobilité	73	.	.
Paire 3	PMA-PREmarche & PMA-POSTmarche	73	,091	,444
Paire 4	PMA-PRE & PMA-POST	73	,215	,067

PMA Test-t (suite)

Test échantillons appariés

		Différences appariées			
					Intervalle de confiance 95% de la différence
		Moyenne	Ecart-type	Erreur standard moyenne	Inférieure
Paire 1	PMA-PREdouleur - PMA-POSTdouleur	-3,822	1,549	,181	-4,183
Paire 2	PMA-PREmobilité - PMA-POSTmobilité	-1,589	1,200	,140	-1,869
Paire 3	PMA-PREmarche - PMA-POSTmarche	-1,753	1,128	,132	-2,017
Paire 4	PMA-PRE - PMA-POST	-7,164	2,285	,267	-7,698

Test échantillons appariés

		Différences appariées			
		Intervalle de confiance 95% de la différence			
		Supérieure	t	ddl	Sig. (bilatérale)
Paire 1	PMA-PREdouleur - PMA-POSTdouleur	-3,461	-21,085	72	,000
Paire 2	PMA-PREmobilité - PMA-POSTmobilité	-1,309	-11,314	72	,000
Paire 3	PMA-PREmarche - PMA-POSTmarche	-1,490	-13,285	72	,000
Paire 4	PMA-PRE - PMA-POST	-6,631	-26,785	72	,000

HARRIS Test-t

Statistiques pour échantillons appariés

		Moyenne	N	Ecart-type	Erreur standard moyenne
Paire 1	Harris-PREdouleur	12,33	73	7,732	,905
	Harris-POSTdouleur	42,93	73	2,263	,265
Paire 2	Harris-PREfonction	21,32	73	5,859	,686
	Harris-POSTfonction	31,38	73	3,654	,428
Paire 3	Harris-PREactivités	8,96	73	2,342	,274
	Harris-POSTactivités	12,14	73	1,575	,184
Paire 4	Harris-PREanomalies	1,21	73	1,848	,216
	Harris-POSTanomalies	3,97	73	,526	,062
Paire 5	Harris-PREmobilité	4,58	73	,865	,101
	Harris-POSTmobilité	5,95	73	,283	,033
Paire 6	Harris-PRE	48,38	73	13,200	1,545
	Harris-POST	96,37	73	6,275	,734

Corrélations pour échantillons appariés

		N	Corrélation	Sig.
Paire 1	Harris-PREdouleur & Harris-POSTdouleur	73	,287	,014
Paire 2	Harris-PREfonction & Harris-POSTfonction	73	,305	,009
Paire 3	Harris-PREactivités & Harris-POSTactivités	73	,371	,001
Paire 4	Harris-PREanomalies & Harris-POSTanomalies	73	-,194	,100
Paire 5	Harris-PREmobilité & Harris-POSTmobilité	73	,187	,113
Paire 6	Harris-PRE & Harris-POST	73	,224	,057

HARRIS Test-t (suite)

Test échantillons appariés

		Différences appariées			
					Intervalle de confiance 95% de la différence
				Erreur standard	
		Moyenne	Ecart-type	moyenne	Inférieure
Paire 1	Harris-PREdouleur - Harris-POSTdouleur	-30,603	7,406	,867	-32,331
Paire 2	Harris-PREfonction - Harris-POSTfonction	-10,068	5,884	,689	-11,441
Paire 3	Harris-PREactivités - Harris-POSTactivités	-3,178	2,287	,268	-3,712
Paire 4	Harris-PREanomalies - Harris-POSTanomalies	-2,767	2,017	,236	-3,238
Paire 5	Harris-PREmobilité - Harris-POSTmobilité	-1,370	,858	,100	-1,570
Paire 6	Harris-PRE - Harris-POST	-47,986	13,285	1,555	-51,086

Test échantillons appariés

		Différences appariées			
		Intervalle de confiance 95% de la différence			
		Supérieure	t	ddl	Sig. (bilatérale)
Paire 1	Harris-PREdouleur - Harris-POSTdouleur	-28,875	-35,304	72	,000
Paire 2	Harris-PREfonction - Harris-POSTfonction	-8,696	-14,620	72	,000
Paire 3	Harris-PREactivités - Harris-POSTactivités	-2,644	-11,871	72	,000
Paire 4	Harris-PREanomalies - Harris-POSTanomalies	-2,296	-11,719	72	,000
Paire 5	Harris-PREmobilité - Harris-POSTmobilité	-1,170	-13,640	72	,000
Paire 6	Harris-PRE - Harris-POST	-44,887	-30,862	72	,000

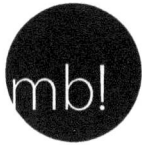

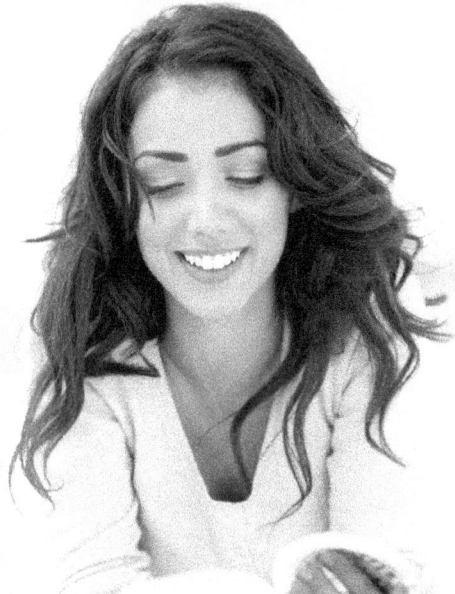

www.ingramcontent.com/pod-product-compliance
Lightning Source LLC
Chambersburg PA
CBHW021611210326
41599CB00010B/700